ravaz

second mémoire
sur l'emploi du
Bain d'air comprimé

L. 1841.

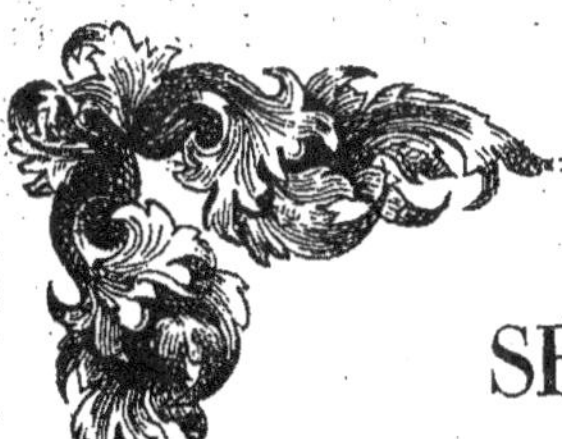

SECOND MÉMOIRE

SUR L'EMPLOI

DU

BAIN D'AIR COMPRIMÉ,

DANS LE TRAITEMENT DU RACHITISME,
DES AFFECTIONS STRUMEUSES, SPASMODIQUES ET DES SURDITÉS
CATARRHALES,

Présenté à la Société de Médecine de Lyon

Par M. le Docteur PRAVAZ,

DIRECTEUR DE L'INSTITUT ORTHOPÉDIQUE ET PNEUMATIQUE DE LYON,
ANCIEN-ÉLÈVE DE L'ÉCOLE POLYTECHNIQUE, CORRESPONDANT DE L'ACADÉMIE
ROYALE DE MÉDECINE ; MEMBRE DE LA SOCIÉTÉ DE MÉDECINE,
DE LA SOCIÉTÉ ROYALE D'AGRICULTURE ET DE L'ACADÉMIE
DES SCIENCES DE LYON.

LYON,

CHARLES SAVY, LIBRAIRE.

—

1841.

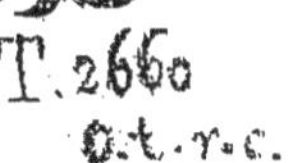

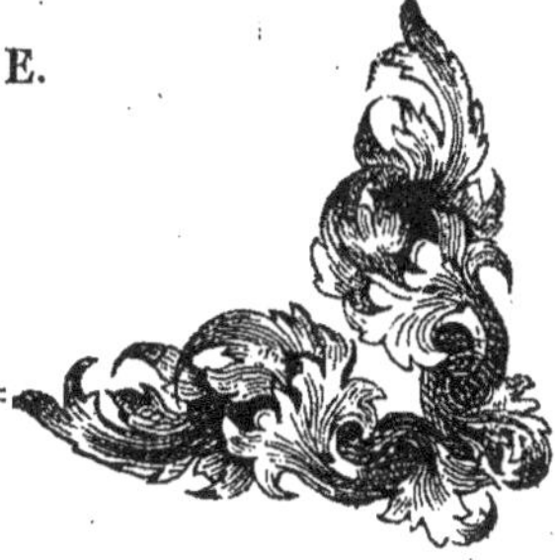

MÉMOIRE

SUR L'EMPLOI MÉDICAL

DU BAIN D'AIR COMPRIMÉ.

LYON,

IMPRIMERIE D'ISIDORE DELEUZE,

RUE ST-DOMINIQUE, 13.

MÉMOIRE

SUR L'EMPLOI MÉDICAL

DU

BAIN D'AIR COMPRIMÉ,

Présenté à la Société de Médecine de Lyon,

Dans sa séance du 19 Juillet 1841,

Par le Docteur PRAVAZ.

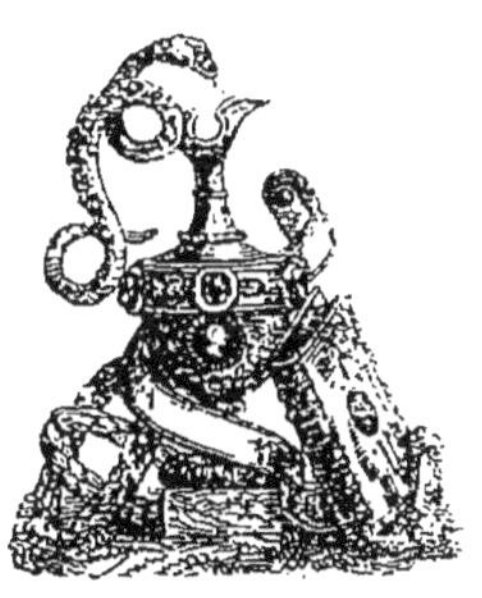

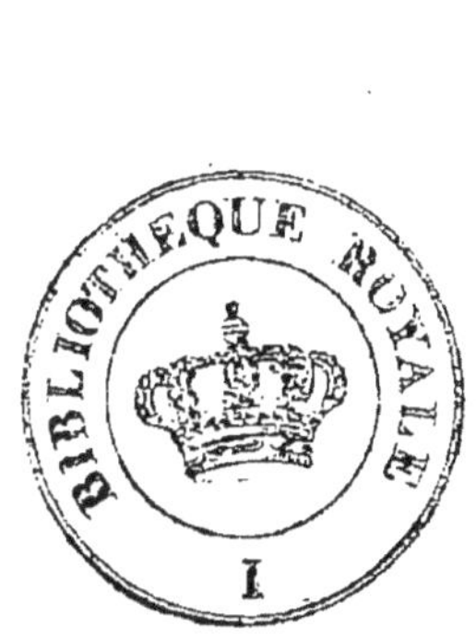

LYON,

CHARLES SAVY, LIBRAIRE.

—

1841.

MÉMOIRE

SUR L'EMPLOI MÉDICAL

DU BAIN D'AIR COMPRIMÉ,

Présenté à la Société de Médecine de Lyon,

Dans sa séance du 19 juillet 1841,

PAR LE DOCTEUR PRAVAZ.

MESSIEURS ,

Assez long-temps la médecine moderne s'est agitée
dans un dogmatisme absolu dont le résultat le plus immédiat a été d'appauvrir la thérapeutique ; il était temps
qu'elle revînt à cet empyrisme rationnel qui, sans négliger les considérations *à priori*, se préoccupe cependant
plus de guérir les maladies que d'en déterminer rigou-
reusement la nature et l'origine. C'est dans cette direc-
tion qu'elle paraît marcher aujourd'hui, et la Société de
médecine de Lyon aura concouru à ce progrès en encou-
rageant les recherches qui ont pour but de multiplier les
ressources que l'art peut opposer avec succès aux diffé-
rentes affections morbides.

1

Il vous souvient, messieurs, qu'à la suite des premières communications que j'ai eu l'honneur de vous faire sur l'emploi médical du bain d'air comprimé, une commission qui avait pour organe notre savant et honorable président, déclara que ce moyen physico-chimique, par l'influence incontestable qu'il exerce sur les fonctions radicales de l'organisme et par la variété de ses applications, lui paraissait constituer toute une méthode curative ; je viens aujourd'hui apporter de nouveaux faits à l'appui de cette conclusion. Sa légitimité n'implique point l'efficacité constante, infaillible de la médication nouvelle ; vous ne serez donc pas étonnés qu'elle ait échoué quelquefois dans des cas en apparence semblables à ceux où elle s'était montrée puissante ; la variété infinie des constitutions, jointe à la diversité non moins grande des états pathologiques *homologues*, donne une raison suffisante de la différence de ces résultats. En faisant connaître avec la même véracité les cas de non-réussite et ceux de succès qu'une expérimentation assez longue m'a présentés, je ne crains pas qu'il en résulte du discrédit pour le nouveau moyen que j'ai, le premier, introduit dans la thérapeutique ; ce sont les remèdes qui réussissent toujours dont les médecins se défient avec raison.

La condition première de l'existence des êtres vivants est la réparation organique qui consiste dans l'assimilation incessante de nouveaux éléments matériels introduits dans l'économie, et l'élimination de ceux qui ont servi pendant un certain temps à la composition du corps. Une harmonie parfaite entre ces fonctions primordiales constitue l'état de santé. Elles sont sous la dépendance immédiate de la digestion qui opère sur des corps palpables, solides ou liquides apportés dans l'intérieur de l'organisme et de la respiration qui modifie les propriétés de cette matière et est une condition de sa vitalité (1). La digestion et la respiration confondues dans un but commun, la formation du sang, se coordonnent l'une à l'autre de telle sorte qu'une respiration plus complète entraîne une digestion plus active (2), et que l'affection de l'une porte sympathiquement le désordre dans l'autre; aussi leurs organes sont-ils pour la plupart rapprochés et reçoivent les mêmes nerfs.

On conçoit que c'est surtout durant l'accroissement que le défaut d'énergie ou de *consensus* des deux procédés réciproques de la rénovation organique exerce l'influence la plus funeste; ainsi le rachitisme, les scrofules, ces tristes aberrations de la puissance plastique, sont trop souvent le malheureux apanage de l'enfance. La mauvaise qualité du régime diététique, soit pendant l'allaitement, soit à l'époque du sevrage, est sans doute une cause fréquente des vices de la nutrition; mais l'insuffisance de la respiration pour l'acte de l'hématose prend une part non moins grande au développement de ces cachexies qui sont caractérisées par une diminution de la fibrine et des sels terreux, et la prédominance de l'albumine dans le sang.

Le défaut d'énergie des fonctions respiratoires peut

(1) Burdach.

(2) L'illustre Cuvier est le premier, ainsi que l'observe M. Flourens, qui ait déduit, d'une manière rigoureuse, de la quantité respective de la respiration des animaux vertebrés, non-seulement leur degré de chaleur naturelle, mais celui de toutes leurs autres facultés, de leur force de mouvement, de leur finesse de sens, de leur rapidité de digestion.

dépendre de plusieurs circonstances parmi lesquelles on a signalé l'altération de l'air dans des demeures étroites et resserrées ; mais il est une autre condition presque également défavorable, bien qu'elle n'ait pas appelé au même degré l'attention des observateurs ; je veux parler de l'angustie de la poitrine, congéniale ou acquise. L'étroitesse native de la cavité thoracique est un vice de conformation qui n'est pas rare, surtout chez les enfants qui appartiennent aux classes aisées de la population ; elle me paraît devoir être rapportée, dans beaucoup de cas, à une transmission héréditaire. On ne saurait nier, en effet, que certaines habitudes de la civilisation ne puissent exercer à la longue une influence plastique sur les produits de la génération, et que chez l'homme, comme chez les animaux, le type de l'espèce soit susceptible de modifications assez profondes, par des causes mécaniques agissant sur les parents.

Si un physiologiste distingué a pu avancer, avec beaucoup de vraisemblance, que l'inégalité de force et de développement des deux membres supérieurs devait être attribuée à l'usage immémorial, chez toutes les nations, de faire agir plus habituellement le bras droit, je ne crois pas émettre une opinion trop hasardée en disant que l'angustie originelle de la poitrine peut être le résultat de l'emploi si universel des corsets parmi les femmes des conditions moyennes et supérieures de la société. Cette hypothèse trouverait encore un appui dans l'opinion du professeur *Nass*, de Bonn, qui rapporte plus particulièrement à l'influence maternelle les prédispositions morbides, organiques ou vitales qui se transmettent par hérédité.

Le défaut de développement du thorax n'est pas tou-

jours primitif; l'usage abusif du maillot , contre lequel
la plupart des médecins se sont élevés avec non moins
de raison que contre celui des corsets , peut encore le
déterminer ; enfin , il est assez souvent produit par les
attitudes fixes auxquelles on assujettit beaucoup de
jeunes sujets de l'un et de l'autre sexe , condamnés prématurément à des études qui les maintiennent courbés ,
une partie de la journée , sur une table de travail ou
devant un instrument de musique.

Quelle que soit la cause qui s'est opposée à l'ampliation normale de la capacité pectorale , le défaut de pro-
portion qui en résulte entre l'organe respiratoire et
l'ensemble du corps a toujours des conséquences fâ-
cheuses pour la nutrition ; les sujets qui présentent ce
vice de conformation ont , pour la plupart , des membres grêles et émaciés , malgré tous les soins que l'on
apporte à leur alimentation et bien que leur appétit soit
quelquefois assez vif (1). Il leur manque , en effet, une
des conditions essentielles de l'assimilation ; savoir, une
respiration complète et suffisante à fournir au chyle et à
la lymphe l'oxigène nécessaire à leur conversion en sang
artériel chargé d'éléments plastiques.

Comme l'imperfection de l'hématose peut offrir plusieurs degrés , on voit aussi varier les symptômes qui
résultent de l'état cachectique du sang , depuis un simple
état de langueur qui dispose les jeunes sujets aux maladies nerveuses , jusqu'au rachitisme qui déforme le sys-

______

(1) Les agronomes ont fait la même observation relativement
aux animaux destinés à la boucherie et qui n'arrivent jamais à
un état convenable d'engraissement lorsque leur thorax manque
de développement.

tème osseux et les scrophules imprégnant l'organisme de productions tuberculeuses.

Ce dernier résultat de la dyscrasie du fluide récrémentitiel se manifeste surtout à l'époque de la puberté, lorsqu'une respiration plus large devient nécessaire pour compléter l'organisme en développant sa vie de relation. Si l'effort que tente alors la nature pour amener l'évolution entière des organes de la respiration vient à échouer, c'en est fait de l'espoir de voir la constitution prendre le dessus, et le sujet reste voué à une existence chétive et cacochyme lorsqu'il ne succombe pas prématurément aux affections consomptives.

Les préceptes hygiéniques n'ont point manqué pour favoriser le développement des jeunes sujets nativement débiles ou imparfaitement conformés. Ainsi, l'habitation de la campagne, une nourriture animale et substantielle, l'exercice du corps ont été vivement recommandés dans ce but et ont donné souvent d'excellents résultats ; mais il faut bien reconnaître que ces moyens si rationnels se montrent, dans beaucoup de cas, entièrement inefficaces à combattre des prédispositions trop profondément enracinées ; ce n'est qu'en *exagérant* en quelque sorte la condition première, incessante de la vie, ce conflit perpétuel de l'organisme avec l'atmosphère sans lequel tout languit ou meurt fatalement, que l'on peut ranimer des êtres prêts à s'éteindre comme une lampe dont la flamme manque d'aliments.

L'indication de cette dernière ressource de l'art se trouvait implicitement comprise dans le conseil empyriquement donné aux malades atteints d'affection chronique des organes respiratoires, de fixer leur séjour sur le bord de la mer où la pression atmosphérique existe à son *maximum;* mais la condensation artificielle de l'air dans des appareils hermétiquement clos pouvait seule y satisfaire d'une manière suffisante, parce qu'elle permet de graduer ce mode de médication et de le proportionner aux exigences de chaque cas. L'expérience s'est montrée ici entièrement d'accord avec les inductions physiologiques, ainsi que le prouvent les faits dont je vais donner maintenant l'historique sommaire.

Deux jeunes sujets, frère et sœur, issus de parents qui avaient succombé à une affection tuberculeuse des organes de la respiration, paraissaient destinés à périr prématurément de la même maladie dont ils présentaient déjà quelques symptômes précurseurs, tels qu'une déformation de l'épine et du thorax, l'accélération fébrile de la circulation, une toux sèche et fréquente et l'émaciation de tout le système musculaire. Confiés aux soins éclairés de M. le docteur Gilibert, ce médecin prescrivit, comme base d'une prophilaxie dont l'urgence était si évidente, l'emploi du bain d'air comprimé et les exercices gymnastiques qui lui parurent seuls capables, en élevant la respiration au niveau des besoins de l'économie, de changer la diathèse qui menaçait de faire explosion aux approches de la puberté. Ces conseils, suivis avec persévérance pendant dix-huit mois, eurent tout le succès désirable ; la déformation osseuse fut non-seulement arrêtée, mais encore corrigée ; la nutrition se rétablit à mesure que les fonctions du poumon se développaient, et la vie si précaire des jeunes valétudinaires présente aujourd'hui les chances ordinaires de durée.

J'ai rapporté dans mon premier Mémoire une observation semblable dont le sujet était une jeune dame appartenant à la clientelle de M. le docteur Mermet, et qui obtint le même succès de l'emploi du bain d'air comprimé qui lui avait été conseillé par cet habile praticien.

On comprend que le degré de la dégénérescence tuberculeuse doit faire varier les résultats de la médication pneumatique. Ainsi, elle ne détermine quelquefois qu'une amélioration momentanée qui cesse avec l'usage des bains ; c'est ce que M. de La Prade et moi avons observé chez une jeune personne arrivée au second degré de la consomption tuberculeuse et qui obtint assez promptement un amendement notable dans les symptômes de cette maladie. La toux avait disparu, l'appétit les forces et l'embonpoint étaient revenus ; le pouls seulement restait encore précipité lorsque la malade cessa l'usage du bain d'air comprimé et quitta Lyon pour aller habiter un pays montueux et froid ; sous l'influence de ces conditions défavorables, l'affection reprit sa marche quelque temps suspendue, et parvint bientôt à sa termison ordinaire.

Dans un état très avancé de tuberculisation, j'ai cédé quelquefois aux instances des malades et des médecins, en administrant le bain pneumatique ; mais son action se réduisait alors à diminuer les flux colliquatifs qui caractérisent cette dernière période, et à retarder peut-être ainsi les conséquences d'une désorganisation trop étendue pour être réparable.

L'anatomie pathologique a démontré que les tubercules sont, de tous les *hétéroplasmes*, ceux qui ont le moins de malignité, et qu'un travail de la nature médicatrice dont les circonstances varient, peut en débarrasser l'économie lorsque leur nombre et leur volume ne sont point trop considérables. Pour favoriser cette élimination qui peut se faire, soit par voie suppurative, soit par résorption interstitielle, les notions physiologiques nous avertissent qu'il faut modérer, dans le premier cas, l'inflammation en soutenant les forces générales, et, dans le second, activer le mouvement de rénovation organique; or, de tous les moyens propres à remplir cette double indication, nul ne saurait être comparé au bain d'air comprimé. En effet, son résultat immédiat le plus ordinaire est de ralentir considérablement la circulation ainsi que M. Tabarié et moi l'avons constaté, en même temps qu'il rend les digestions plus parfaites et les sécrétions plus abondantes. Cette propriété complexe que l'on rechercherait en vain parmi les substances sans nombre qui composent la matière médicale, je l'ai constatée de la manière la plus formelle dans plusieurs cas de coxarthrocace, d'infiltration tuberculense du mézentère, d'entérites chroniques. Je vais rapporter succinctement quelques-uns de ces faits, choisis parmi ceux qui ont pu être observés par des membres de cette société dont le témoignage éclairé et consciencieux offre la garantie scientifique la plus certaine.

Un jeune garçon de onze ans, affecté d'une maladie de l'articulation de la hanche, me fut amené, il y a quelques mois, de Bourg, non sans beaucoup de difficultés, à cause des douleurs atroces que le moindre mouvement lui faisait éprouver, et qui le privaient de sommeil depuis plus de quinze jours. Lorsqu'il fut présenté à mon observation et à celle de M. le docteur Bottex, il ne pouvait garder dans son lit que la position assise, ses traits pâles et amaigris accusaient ses longues souffrances, le pouls était vif et fréquent, l'appétit nul, la diarrhée habituelle. Nous le mîmes à l'usage du bain d'air comprimé, et dès le quatrième ou cinquième jour, tous ces symptômes alarmants avaient disparu ; il fut possible alors d'étendre la cuisse sur le bassin, pour placer le jeune malade dans l'appareil ingénieux inventé par M. Bonnet, et dont l'utilité, pour prévenir les luxations spontanées du fémur, m'a été démontrée par plusieurs exemples. La constitution générale n'a pas cessé depuis lors de se modifier dans un sens favorable, et nous avons tout lieu d'espérer qu'elle suffira ʔu travail de résolution qui s'opère dans l'articulation malade.

Un autre enfant d'un âge plus tendre pour lequel je fus consulté avec MM. Montain et Bonnet, présentait tous les signes d'une vive irritation de l'articulation coxofemorale, douleur, insomnie, inappétence, fièvre continue, dévoiement. Nous fûmes d'avis d'employer, comme moyen de sédation générale préliminaire d'une médication topique, le bain d'air comprimé ; sous son influence, les désordres sympathiques, suscités par l'affection locale, disparurent au bout de peu de jours et la maladie perdit son caractère menaçant.

M. le docteur Janson a observé les bons effets de la même médication chez une jeune fille atteinte aussi de coxarthrocarce, et que ce moyen a concouru puissamment à mettre en voie de guérison prochaine.

L'état de phlogose chronique entretenue dans les voies intestinales par l'*infarctus* tuberculeux des glandes mésentériques, par un régime diététique mal entendu ou par une atteinte quelconque portée au système nerveux des organes digestifs, est une des causes les plus fréquentes du ramollissement du système osseux ; il ne cède jamais à l'emploi seul des préparations pharmaceutiques ; l'air pur de la campagne et tous les soins combinés d'une sage hygiène ont été considérés avec raison comme les moyens les plus propres à en amener la résolution toujours lente. C'est dans les cas de cette nature que j'ai vu le bain d'air comprimé produire les effets les plus constants, et rétablir la nutrition avec une promptitude remarquable.

J'ai rapporté déjà l'histoire d'une jeune fille de trois ans, atteinte de carreau et de rachitisme, qui, ayant été soumise à l'usage du bain pneumatique, par le conseil de M. Nichet, fut délivrée en quelques jours de la fièvre hectique et du dévoiement qui l'épuisaient, et rétablie en moins d'une an. M. Gilibert a observé la guérison non moins prompte et complète d'un jeune garçon de six ans qui, à la suite d'une attaque de grippe dont l'influence s'était portée à la fois sur les organes de la respiration et ceux de la digestion, était tombé dans un état inquiétant de faiblesse et de cachexise, avec déformation de thorax. Depuis la publication de ces faits (1), j'ai vu des résultats semblables se reproduire un si grand nombre de fois que je n'hésite point à présenter le bain pneumatique comme le remède en quelque sorte spécifique de l'ostéomalaxie. Si une assertion semblable paraissait d'abord empreinte d'exagération, on verra facilement, par les remarques suivantes, qu'elle pouvait être déduite *à priori* des données physiologiques les moins contestées. En effet, l'observation qui a prouvé qu'une nourriture animale était pour l'homme une condition de vigueur, a fait voir aussi que ce genre d'alimentation, de même que l'usage des boissons alcooliques, exigeait une respiration plus étendue (2).

(1) Journal de Médecine *l'Expérience*.
(2) Burdack, *Traité de physiologie* ; Spalding.

Le conseil que l'on donne ordinairement de nourrir les enfants rachitiques de viandes rôties et de leur administrer quelques doses d'un vin généreux, ne peut donc être séparé de celui d'activer, par tous les moyens possibles, les fonctions respiratoires ; lorsque cette dernière condition n'est pas remplie, nous les voyons repousser instinctivement les substances animales et donner la préférence aux végétaux ; or, le bain d'air comprimé, indépendamment de son action immédiate et instantanée sur l'hématose, remplit encore l'indication de fournir, en quantité suffisante à l'économie, l'oxigène nécessaire à l'assimilation des matières alibiles puisées dans le règne animal ; aussi, un de ses premiers effets est-il de dissiper la répugnance des jeunes malades pour ce genre de nourriture, et de permettre ainsi d'introduire dans l'organisation les éléments d'une réparation plus abondante et plus riche.

On se demandera sans doute si l'influence médicatrice du bain pneumatique, dans les derniers cas que je viens d'examiner, comme dans ceux d'angustie originelle ou acquise de la poitrine dont j'ai parlé au commencement de ce mémoire, n'est point limitée à la durée de son emploi ; je vais démontrer que cette action présente heureusement une condition de permanence dans les modifications anatomiques qu'elle imprime aux organes.

M. *Hirtz* est, je crois, le premier qui ait remarqué que le développement des tubercules dans les poumons, à mesure qu'il restreignait l'étendue de la respiration, amenait aussi la coarctation et un changement de forme de la poitrine ; de telle sorte que cette cavité qui, dans l'état normal, représente un conoïde dont la base la plus large est en haut, devient d'abord cylindroïde comme chez les enfants, et finit par reprendre, dans une dispo-

sition renversée, la forme d'un cône. L'obstruction des
cellules pulmonaires par les tubercules n'est pas la seule
cause qui puisse produire le retrait des parois thoraci-
ques ; tout le monde sait que la résorption des épanche-
ments pleurétiques détermine le même résultat, et Du-
puytren a vu la gêne de la respiration, causée par la
tuméfaction des amygdales, déformer la poitrine ; enfin,
M. Steinbrenner a constaté que l'inertie des fonctions
respiratoires chez les hommes de cabinet, appliqués et
sédentaires, finissait par réduire la périphérie du thorax. Ce médecin observateur a cherché à remédier à
cette atrophie du poumon par une sorte de gymnastique
qui consiste à faire plusieurs fois par jour, pendant quelques minutes, des inspirations profondes, au moyen d'un
appareil dont il a donné la description. Cette tentative
n'a pas été sans succès, et l'on est parvenu ainsi à obtenir une dilatation très-sensible de la poitrine. Dans une
note présentée à l'Académie des sciences de Paris, j'ai
rapporté un exemple de réussite semblable chez un jeune
sujet qui présentait un rétrécissement considérable de
l'un des côtés du thorax, à la suite d'épanchement pleu-
rétique. M. Bottex, qui avait constaté l'imperméabilité
du poumon correspondant, conseilla le bain d'air comprimé pour dilater les cellules pulmonaires affaissées, et
reconnut, après quelques semaines de l'emploi de ce
moyen, que l'air pénétrait dans la plupart d'entre elles,
et que l'inégalité des deux côtés de la poitrine avait notablement diminué.

J'ai obtenu depuis lors un résultat non moins satis-
faisant chez une jeune fille qui me fut adressée, il y a
quelques mois, par M. le docteur *Viricel*, pour être
traitée, à l'aide du bain pneumatique, d'une difformité

de la poitrine qui avait aussi pour origine une pleurésie suivie d'hydrothorax.

Il n'est pas sans intérêt de rechercher comment l'inspiration momentanée de l'air condensé, dans un appareil où le sujet n'est placé que pendant un temps relativement assez court, peut déterminer l'ampliation de la capacité thoracique : on ne saurait attribuer cet effet à l'élasticité plus grande de l'air comprimé, car cette élasticité agit également au-dehors et au-dedans des parois de la poitrine. Voici, à mon avis, la seule explication que l'on puisse donner de cette modification dont la cause est plutôt physiologique que mécanique.

Le besoin de respirer, quoique plus impérieux et plus constant que celui des autres excitants de la vie, est cependant, comme eux, susceptible de plus et de moins, suivant l'habitude d'y satisfaire d'une manière plus ou moins étendue. Un homme enfoncé dans le calme de la méditation a une respiration lente et faible ; il contracte avec le temps l'aptitude à vivre en ne consommant qu'une quantité d'oxigène bien inférieure à celle qui est nécessaire dans l'état normal, et sa poitrine se conforme insensiblement à la réduction apportée dans l'exercice des fonctions respiratoires. Si l'on vient à changer le conflit ordinaire de ses organes avec l'air extérieur en le plaçant dans une atmosphère plus dense, il éprouve en général un sentiment de bien-être produit par une hématose plus parfaite ; ce sentiment n'est pas encore un besoin, mais il le devient bientôt par sa répétition ; or, comme il cesse d'être produit lorsque le fluide-au milieu duquel se fait la respiration est ramené à une pression inférieure, l'instinct cherche à suppléer, au sortir de l'appareil, à la densité de l'air par des inspirations plus grandes, et de la continuité de ces efforts d'expansion, résulte un accroissement permanent de la cavité pectorale. L'action physiologique du bain d'air n'est donc pas limitée à son influence actuelle et directe sur l'hématose; on voit qu'elle se prolonge bien au-delà par les changements qu'elle détermine consécutivement dans la forme des organes de la respiration, et il est facile de comprendre dès-lors comment elle s'est montrée si efficace dans les affections cachectiques de l'enfance, et en particulier dans celles qui étaient liées à un arrêt de développement primitf ou consécutif de la capacité de la poitrine.

J'ai rappelé déjà cette observation sur laquelle les physiologistes allemands ont particulièrement insisté, savoir qu'aux approches de la puberté, le conflit de l'organisme avec l'air atmosphérique tend à dépasser de beaucoup le point où il s'était arrêté jusques-là ; le sang afflue avec beaucoup plus de force vers les poumons qui grossissent et acquièrent leur volume permanent ; la vie plastique augmente d'intensité, car les scrophules disparaissent alors ou du moins diminuent (1). Il en est de même quelquefois des déviations de membres et de l'épine lorsqu'elles ne sont point très-prononcées ; mais ces transformations spontanées, sur lesquelles on a le tort de compter trop souvent, parce que la confiance exagérée qu'elles inspirent fait négliger les moyens de

(1) Que l'on analyse la série de tous les moyens, soit hygiéniques, soit médicinaux qui, seuls ou réunis, ont procuré des succès soutenus dans le traitement des scrofules, que l'on observe les phénomènes précurseurs du rétablissement de la santé dans cette maladie, et partout on reconnaîtra qu'elle ne se dissipe qu'alors que les *élaborations* rouges et que l'appareil sanguin ont acquis ou recouvré leur prédominance sur le *système* lymphatique.

remédier aux difformités naissantes , sont toujours su-
bordonnées à cette condition , qu'aucune cause mécanique ou pathologique ne vienne contrarier la tendance
expansive des organes contenus dans la poitrine. De
cette observation au précepte de favoriser l'évolution de
ces organes pour accroître la puissance de l'hématose ,
l'induction était facile ; je ne suis point le seul ni le premier qui l'ai formulée, mais j'ai lieu de me féliciter d'a-
voir rencontré , dans l'inspiration de l'air condensé , un
moyen puissant à ajouter à la gymnastique pour remplir la plus importante de toutes les indications qui se
présentent dans le traitement des *héléromorphies* diverses
dont la plupart sont déterminées par un défaut de la
nutrition.

Les recherches expérimentales des chimistes et des
micrographes modernes sur la constitution comparative
du sang à l'état de santé et à celui de maladie, ont prouvé que ce fluide présentait, pendant la durée de certaines affections , des différences notables dans la propor-
tionet la forme de ses éléments. Ces différences ont paru
surtout sensibles à la suite des maladies asthéniques ou
nerveuses, telles que les scrofules , l'anémie, la chlorose,
l'hystérie (1). Le cruor, ou la matière plastique du sang ,
s'est alors montré moins abondant et suspendu dans un liquide albumineux moins saturé de sels. Comme les théories
physiologiques le plus généralement admises supposent
que les globules sont le dernier produit de l'hématose
dont la perfection est relative à leur abondance , et que la
sanguification est étroitement liée à la respiration , il
était naturel de penser qu'en rendant celle-ci plus active,

(1) Dubois d'Amiens , Fœdisch , Denys , etc.

on pourrait remédier à l'état cachectique du sang et par suite aux maladies qui en paraissent la conséquence ; cette vue du rationalisme a été confirmée par l'expérience de la manière la plus positive dans le cas que je vais rapporter.

Une jeune dame de vingt-deux ans, à la suite de deux fausses couches et d'hémorragies utérines assez abondantes, était tombée dans un état d'anémie très-prononcé, caractérisé par la pâleur de tous les tissus, une faiblesse extrême, des palpitations douloureuses et l'infiltration des extrémités inférieures. Après avoir employé sans succès marqué diverses préparations ferrugineuses et les eaux de Charbonnières, la malade reçut de M. Richard de Nançy, le conseil d'essayer l'usage des bains d'air comprimé. L'efficacité de ce moyen ne se manifesta sensiblement qu'après une semaine de son emploi, mais elle devint alors plus apparente de jour en jour par le rétablissement des forces, le retour de l'appétit et du sommeil, la diminution des palpitations, la disparution progressive de l'œdème et le changement de coloration du sang qui parut plus rutilant, à la suite d'une légère hémorragie accidentelle. Après soixante bains d'air, la malade éprouva quelques-uns des symptômes précurseurs du retour des règles qui étaient suspendues depuis long-temps ; elles reparurent en effet peu de temps après, comme le signe le moins équivoque de la restauration de l'économie.

Un mois de traitement semblable chez une jeune fille de quinze ans a suffi pour faire disparaître un état de chlorose accompagnée de gastrodinie et de dispepsie.

Ces faits sont entièrement conformes à quelques-uns de ceux que j'ai rapportés dans mon premier mémoire,

2

et confirment les déductions que j'en avais tirées pour établir l'influence rapide de l'air condensé sur l'hématose.

La réciprocité des rapports qui unissent les fonctions des deux ordres de nerfs avec la respiration est assez sensible dans l'ordre physiologique; mais l'influence que celle-ci exerce sur l'innervation devient plus manifeste lorsque, par une cause quelconque, le principe matériel de la sensibilité et du mouvement est tombé dans un état d'atonie. On verra, en effet, par les exemples suivants, qu'il suffit quelquefois d'augmenter artificiellement le conflit de l'organisme avec l'athmosphère, pour restituer aux nerfs de la vie organique et à ceux de la vie animale une partie de leur énergie affaiblie.

Un négociant, âgé de quarante-trois ans, était affecté depuis quatre ans d'une maladie de la moëlle épinière qui avait été combattue par tous les moyens que l'art emploie en pareil cas, tels que les cautères sur la région vertébrale, les eaux de Plombières, d'Aix en Savoie, d'Uriage, et les préparations de strichnine; il était dans l'état que je vais décrire en peu de mots, lorsque M. Richard de Nancy lui donna le conseil de tenter la médication pneumatique. La vessie paralysée laissait couler les urines par regorgement : il y avait constipation habituelle, les membres inférieurs très-amaigris ne pouvaient supporter le malade qui ne se soulevait qu'à grand'peine lorsqu'il était assis, et retombait aussitôt sur son siége.

Le premier bain d'air qui fut administré le 4 avril 1840, à la pression de douze centimètres et pendant un quart d'heure seulement, produisit un sentiment de chaleur prononcé et presque incommode qui se propagea des extrémités inférieures jusqu'à la région lombaire ; il fut accompagné d'un peu de moiteur et d'un état de bien-être relatif. Le même jour , le malade fut capable de faire quelques pas sans l'appui d'une canne, ce qui lui était impossible jusques-là. Le 18 avril , les forces s'étaient sensiblement développées , le sommeil et l'appétit étaient satisfaisants, et le sentiment du besoin d'uriner commençait à être perçu. Le 2 mai , le malade soutenait facilement une promenade d'un quart-d'heure, l'incontinence d'urine avait presqu'entièrement cessé. Enfin, après soixante bains d'air, les urines étaient gardées entièrement , et la locomotion était devenue assez facile puisque le malade faisait sans peine sept ou huit fois le tour de la place Bellecour.

Lorsque l'affection du système nerveux cérébro-spinal qui donne lieu assez souvent à des paralysies incomplètes, à des rétractions musculaires, est congénital ou remonte aux premières années de la vie , l'influence du bain d'air comprimé agit encore avec une grande efficacité sur les fonctions de la vie organique, mais elle ne stimule pas au même degré la contractilité animale. Ainsi j'ai pu , dans trois cas , rétablir assez promptement la nutrition plus ou moins altérée, réveiller la sensibilité engourdie de la vessie et du rectum chez de jeunes sujets qui avaient été atteints , dans le premier âge, de maladies du cerveau ou de la moelle épinière ; mais ce n'est que très-lentement et avec l'assistance de la gymnastique que le bain d'air comprimé a restitué quelque énergie aux muscles volontaires, frappés d'atonie. J'ai cherché à m'expliquer ces résultats en supposant que l'arbre cérébro-spinal avait pu éprouver une sorte d'atrophie à la suite de l'affection primitive dont il avait été le siége, tandis que le grand sympathique était resté à peu peu près intact ; en général, il m'a paru que les nerfs ganglionaires et ceux qui présentent de plus nombreuses communications avec le système qu'ils constituent, étaient impressionnés plus sensiblement par l'action de l'air condensé.

J'ai vu deux fois l'audition abolie d'un côté, à la suite d'hémiplégie, et affaiblie dans un troisième cas par une violente commotion cérébrale, se réveiller presque instantanément sous l'influence de l'air comprimé ; mais je n'ai jamais observé aucun effet semblable de ce moyen contre l'amaurose. Peut-être cette différence tient-elle aux anastomoses qui unissent le nerf petit sympathique ou portion dure de la septième paire avec le nerf vague ou moyen sympathique. Le nerf optique dont l'épanouissement forme la rétine, n'ayant aucune de ces communications, ne recevrait qu'indirectement et par l'intermédiaire du sang la stimulation de l'air condensé, tandis que les nerfs de l'audition peuvent être excités immédiatement par le seul *consensus* anatomique qui les réunit avec le nerf pneumo-gastrique. Cette interprétation, si elle était fondée, confirmerait l'opinion de **M. Gilibert** qui pense que la médication pneumatique agit à la fois par les modifications qu'elle imprime à l'hématose, et par une influence immédiate sur les plexus pulmonaires et gastriques dont les dernières ramifications s'épanouissent presque au contact de l'air. Du reste, on peut être encore conduit à admettre cette hypothèse par d'autres faits qui ne semblent pas susceptibles d'une explication satisfaisante par la seule stimulation que le sang plus oxigéné exercerait sur les organes. Ainsi, une observation souvent répétée m'a montré, chez des

sujets dont l'hématose n'avait pu encore être modifiée
notablement par le bain d'air, l'appétit se développant
avec une telle intensité qu'il constituait une sorte de
boulimie qui obligeait de suspendre ou de rendre plus
rare l'emploi de ce moyen, et d'un autre côté, j'ai pu
guérir par le bain pneumatique un asthme spasmodi-
que qui était entièrement indépendant de tout état cachectique du sang, comme on peut en juger par l'exposé sommaire de ce cas.

Un jeune homme de vingt ans, actif et vigoureux,
était sujet depuis cinq ans à des accès de dyspnée con-
vulsive qui le jetaient dans un état d'angoisse inexpri-
mable et l'avaient obligé de suspendre l'étude du droit ;
ces accès survenaient surtout lorsqu'il s'était exposé à un
refroidissement des pieds, ou lorsqu'il avait fatigué l'organe pulmonaire, soit par l'exercice de la parole, soit
par le jeu d'un instrument à vent. Une course rapide à
cheval prévenait quelquefois les paroxismes de suffoca-
tion qui s'annonçaient toujours par un sifflement de la
respiration ; la saignée avait aussi paru diminuer leur
fréquence mais n'avait pu les supprimer. Le malade
eut connaissance, par un prospectus de l'établissement
des Néothermes à Paris, de l'application de l'air comprimé au traitement de l'asthme, et il vint à Lyon con-
sulter M. le docteur Bonnet sur la probabilité de par-
venir, par ce moyen, à se débarrasser d'une affection si
pénible. Notre collègue l'ayant encouragé à en faire l'es-
sai, il suivit ce conseil et n'a eu qu'à s'en applaudir, car
depuis le premier bain d'air l'asthme n'a plus reparu,
bien qu'au commencement du traitement il y ait eu encore à diverses reprises des menaces d'un retour de
dyspnée. Aujourd'hui, après soixante bains environ, ce

jeune homme a la confiance qu'il est guéri parce que,
s'étant exposé à dessein à toutes les influences qui rame-
naient précédemment les accès, il n'en éprouve plus la
moindre impression. Je noterai que la circonférence de
la poitrine s'est agrandie, en moins de deux mois, de
plus de quatre centimètres (1).

On a déjà conjecturé que l'asthme essentiel pouvait
être le résultat d'une affection intermittente des nerfs
pneumo-gastriques qui donnent la contractilité aux fi-
bres musculaires des ramifications bronchiques. Les
parois de ces canaux capillaires, frappées de spasme, ne
pouvant se resserrer, il se fait dans les cellules pulmonaires une accumulation de mucosités qui ne permet
plus à l'air d'y pénétrer ; aussi, le retour de l'expec-
toration est-il l'annonce ordinaire de la terminaison
de l'accès. Le développement de flatuosités dans l'esto-
mac est un autre élément d'induction favorable à l'é-
tiologie que je viens d'énoncer; mais elle me paraît surtout confirmée par l'influence rapide, indépendante de
toute modification notable de la constitution du sang, qui
a été exercée par la condensation de l'air dans le cas que
je viens de rapporter.

Les anastomoses qui existent entre le pneumo-gastrique et le nerf spinal dont plusieurs filets se distribuent
au muscle sterno-mastoïdien, n'expliqueraient-elles point
aussi le relâchement de ce muscle que j'ai constamment
observé chez les sujets affectés de torticolis, pendant
qu'ils étaient soumis à l'action de l'air comprimé? Quoi

____

(1) Malgré ce résultat immédiat, je n'ai pas osé garantir une
cure radicale qui me semble ne pouvoir être opérée que par un
usage plus prolongé du bain d'air.

qu'il en soit de cette supposition, j'ai été conduit à employer le bain pneumatique comme un auxiliaire puissant de l'action des machines dans le traitement de cette difformité, depuis qu'une observation fortuite m'a démontré qu'il pouvait quelquefois suffire à amener le redressement de la tête sur le col lorsque la déviation était récente.

Une jeune fille affectée de gibbosité par ramollissement des vertèbres présentait, outre cette déformation , un torticolis qui avait commencé à paraître seulement depuis quelques mois ; je me disposais à lui faire appliquer un appareil de redressement lorsque je m'aperçus que, sous l'influence du bain d'air, la tête reprenait sa position normale ; je m'en tins à ce moyen et le succès a été complet.

Je ne crois pas qu'on puisse se dispenser d'admettre une influence immédiate exercée sur le système nerveux des organes de la voix, dans les cas où l'on a vu l'aphonie cesser momentanément , pendant que les malades atteints d'affection chronique du larynx étaient soumis à la pression du bain d'air. Suivant le rapport de M. Tabarié, Mlle Falcon et M. Francœur, qui ont été traités par cette méthode pouvaient émettre dans l'appareil à condensation , des notes auxquelles leur organe se refusait sous la pression ordinaire de l'atmosphère , et j'ai fait moi-même une observation semblable dans le cas suivant.

Un homme de 35 ans, boulanger par état et chantre au lutrin de sa paroisse, était affecté depuis plus d'un an d'une inflammation du larynx avec perte de la voix, toux, fièvre, dévoiement colliquatif, amaigrissement et faiblesse extrême. Un officier de santé auquel il s'était confié ne lui avait pas épargné les remèdes énergi-

ques et surtout les révulsifs, car il avait été pour ainsi
dire écorché vif par une série de vésicatoires disposés
du haut en bas de l'épine. Cependant son état ne faisait
qu'empirer , lorsqu'il apprit par hasard les succès
obtenus par le bain d'air comprimé dans les maladies semblables à la sienne. Il vint à Lyon , et com-
mença aussitôt l'usage de ce moyen. Dès la première
séance qu'il fit dans l'appareil, il essaya d'exécuter un des
morceaux de plain-chant où sa voix se déployait autre-
fois avec le plus d'avantage, et y parvint , à son grand
étonnement. Après cinq ou six jours de traitement, le
pouls était tombé de cent dix pulsations à soixante-dix,
le dévoiement avait considérablement diminué ainsi que
la toux; l'appétit, le sommeil et les forces commençaient à
revenir. Quinze jours plus tard, le malade était en pleine
convalescence et il put retourner dans sa famille, non
complètement guéri , mais dans un état d'amélioration
qui a surpris ses amis.

Dans la période encore aiguë des affections du larynx,
la méthode pneumatique ne donne pas les mêmes résultats ; ainsi une jeune personne de vingt ans , atteinte
d'une irritation de cet organe , n'en avait retiré aucun
avantage au bout d'un mois. Il est remarquable que ,
dans les cas analogues d'insuccès qui ont été observés ,
l'inspiration de l'air condensé, au lieu de ralentir comme
de coutume la circulation , lui donnait plus d'activité ;
cette observation devra être prise à l'avenir en grande
considération pour déterminer la convenance et l'oppor-
tunité du bain pneumatique, qui peuvent bien être pré-
sumées à *priori*, mais ne deviennent certaines que par un
commencement d'expérience.

Des diverses altérations des organes des sens, celle

qui semble le plus pénible à supporter est l'affaiblis-
sement ou l'abolition de l'ouïe , parce qu'elle contrarie
plus que tout autre cet instinct éminent de sociabilité qui
est le caractère de l'homme. Malheureusement cette
infirmité est aussi, en général, une des plus réfractaires
aux secours de l'art , même lorsque l'appareil de l'audition n'en est affecté que dans ses parties les plus superfi-
cielles , telle que la membrane muqueuse qui tapisse
l'oreille moyenne ou le conduit qui fait communiquer
cette cavité avec l'arrière-gorge. La rétention des liquides plus ou moins visqueux qu'elle secrète , la difficulté
de mettre en contact immédiat avec elle et sans danger
les topiques qui seraient propres à modifier sa vitalité ,
rendent bien compte des insuccès trop fréquents de
la médecine auriculaire. J'ai fait connaître précédemment
la circonstance fortuite qui m'avait conduit à employer le bain d'air comprimé contre les surdités catharrales , ainsi que quelques-uns des résultats que j'avais
obtenus; je me suis confirmé depuis lors dans l'opinion
que ce moyen , s'il n'a pas une efficacité constante , est
au moins un auxiliaire puissant des autres médica-
tions , outre qu'à part les révulsifs, il est à peu près le
seul applicable dans l'enfance , c'est-à-dire à l'époque
où il importe le plus de combattre une affection qui
s'aggrave toujours en se prolongeant (1). Je rappor-

(1) L'observation a prouvé si souvent que les dérivatifs et les
révulsifs , tels que les saignées générales ou locales, les vomitifs,
les purgatifs , les vésicatoires , les sétons sont à peu près sans
effet sur les maladies anciennes de l'oreille , que ces moyens sont
rejetés d'une manière absolue par le docteur Kramer à qui ont
doit l'ouvrage le plus récent et le plus positif sur ce genre d'affection.

terai d'abord un cas de dycécée observée à cet âge où l'air comprimé a été employé exclusivement.

Une jeune fille âgée de six ans était affectée depuis deux ans d'une difficulté de l'audition qui s'était accrue progressivement et était arrivée au point que le bruit d'une montre ne pouvait être entendu qu'à un quart de pouce à droite et à deux pouces à gauche. L'enfant était presque continuellement enchiffrenée; dans le sommeil sa respiration toujours bruyante se faisait ordinairement la bouche ouverte. Elle me fut adressée par M. le docteur Nepple qui pensa que le bain d'air comprimé modifierait à la fois la constitution lymphatique de l'enfant et aurait une action topique sur la muqueuse de l'oreille moyenne évidemment affectée.

Les premiers bains augmentèrent la surdité ; après le sixième , il s'opéra une amélioration sensible à gauche , l'audition s'était étendue de trois pouces de ce côté; au seizième elle avait gagné onze pouces à gauche , mais avait fait peu de progrès à droite.

Après quatre mois de traitement et diverses alternatives , le bruit de la montre se faisait entendre à vingt pouces du côté droit et à quatre pieds au moins du côté gauche. Pour maintenir cet état, les bains d'air et la gymnastique ont été continués pendant sept mois, et enfin l'enfant a été envoyée dernièrement à Uriage dont les eaux salines et sulfureuses exercent une influence favorable sur les affections chroniques des membranes muqueuses.

Dans l'intention d'accélérer la guérison , j'avais tenté dans ce cas de cautériser le pavillon de la trompe d'Eustachi , mais l'enfant ne voulut se soumettre que deux fois à cette opération et je fus obligé d'y renoncer.

Chez les adultes, je combine ordinairement l'usage du bain d'air comprimé avec un système de médication substitutive dont le principe n'est pas nouveau, mais dont je crois avoir perfectionné l'application. Plusieurs de nos collègues, MM. Petrequin , Bonnet et Perrin ont employé avec des résultats variés la cautérisation du pharynx contre les surdités catharrales ; j'ai cru que l'on pouvait agir plus immédiatement sur le siége de la maladie par le procédé suivant : Après avoir aspiré , avec une sonde en argent qui offre un renflement olivaire à 18 lignes de son pavillon , quelques gouttes d'une solution plus ou moins concentrée de nitrate d'argent, je ferme avec le doigt le pavillon de la sonde pour que le liquide aspiré ne s'échappe point par le bec, et j'introduis ce dernier , aussi profondément que possible, dans le conduit guttural de l'oreille. Cela fait , au moyen d'une pompe à air comprimé dont le tuyau flexible s'ajuste à la sonde , je pousse avec force la petite quantité de solution caustique contenue dans le tube jusque dans la caisse du tympan où elle arrive sous forme de rosée et peut agir ainsi, avec une énergie facile à modérer, sur toute l'étendue de ses parois. Cette injection *vaporeuse* d'un liquide qui est considéré avec raison comme le plus puissant modificateur des membranes muqueuses frappées de phlegmasie chronique , me parait préférable à l'emploi des injections avec reflux dont *Saissy* faisait usage, et qui n'ont pas été toujours sans inconvénient. Voici deux exemples où cette combinaison du bain pneumatique avec les injections de nitrate d'argent a donné des résultats très-satisfaisants , ainsi que la Société pourra en juger à l'examen des sujets qui lui seront présentés.

Le premier est celui d'un jeune homme de 28 ans qui a fait quatre campagnes à l'armée d'Afrique et qui, s'étant exposé de trop près à la commotion produite par l'explosion d'une pièce d'artillerie de gros calibre, eut la membrane du tympan de l'oreille droite déchirée, et était resté depuis lors frappé d'une dycécée très-incommode. Cette surdité datait de six ans lorsqu'il vint réclamer mes soins dont j'espérais peu de succès, en raison de la cause et de l'ancienneté de la maladie; heureusement, le pronostic fâcheux que j'avais porté ne s'est point vérifié, et après cinq mois d'un traitement qui a eu peu de continuité, le malade a recouvré l'ouïe assez complètement pour les rapports que sa profession nécessite et qui lui étaient devenus très-difficiles (1).

La seconde observation d'un résultat semblable, obtenu par les mêmes moyens, a pour sujet un homme de 30 ans qui, ayant été frappé de refroidissement en portant des secours dans un incendie, contracta une surdité assez grave pour lui faire perdre un emploi avantageux auquel il était devenu absolument impropre.

Chez ce malade, la première application de l'air comprimé et la cautérisation du pavillon de la trompe déterminèrent une irritation très-vive de l'oreille moyenne et un mouvement fébrile auxquels j'opposai une évacua-

(1) Le bain d'air comprimé paraît avoir agi dans cette circonstance en éteignant à la fois la phlegmasie chronique qui occupait les deux oreilles et en calmant l'éréthisme des nerfs de l'audition, éréthisme manifesté par des bourdonnements incommodes. On voit donc qu'il est applicable en même temps aux dycécées que le docteur Kramer, dans son excellent traité, a désignées sous le nom de nerveuses, et à celles qui reconnaissaient pour cause une inflammation de la muqueuse auriculaire.

tion sanguine par les sangsues et d'autres moyens dérivatifs et antiphlogistiques. Pendant plus d'un mois , la
surdité resta plus profonde qu'avant le traitement, mais,
à la suite de cette exacerbation , elle diminua progressivement et aujourd'hui , après six mois de traitement ,
l'audition est assez bien rétablie pour que ce jeune
homme soit capable de remplir un emploi semblable à
celui qu'il occupait avant sa maladie.

L'insuccès assez fréquent des divers moyens théra-
peutiques appliqués à la guérison de la surdité cathar-
rale ou nerveuse ne dépend pas toujours , à beaucoup
près , d'une incurabilité radicale de cette infirmité. Le
peu de persévérance des malades à suivre une médication presque toujours de longue durée en est la cause
la plus ordinaire. Ainsi , dans les cas que je viens de
rapporter , si les malades s'étaient rebutés au bout d'un
ou deux mois de traitement , il est certain que cette expérience incomplète les aurait conduits à affirmer l'inef-
ficacité de la méthode curative à laquelle ils s'étaient
soumis et qui, en définitive , leur a été utile ; c'est ce
que j'ai pu observer plusieurs fois à la suite de quelques
essais tentés par ces malades à imagination mobile qui
voudraient obtenir la guérison presque instantanée de
leurs maux , même les plus anciens , oubliant que cette
guérison n'est possible qu'en se conformant à ce précepte d'Arétée ; *Cæterum , et æger fortis sit et adversus
morbum cùm medico conspiret necesse est.* Mettre cette
constance , qui est indispensable dans toutes les affections chroniques , à l'épreuve la moins longue et la
moins pénible possible , telle doit être une des préoccu-
pations du médecin. Je pense que le bain d'air comprimé pourra concourir dans beaucoup de cas à remplir cette indication.

Avant de terminer cette lecture , je ferai remarquer
que le principe d'une médication fondée sur l'accroissement du conflit de l'organisme avec l'élément essen-
tiellement vivifiant de l'atmosphère n'est pas nouveau.
Le docteur *Beddoës* , professeur de chimie à l'université
d'Oxford , conçut , il y a environ cinquante ans, le
projet d'un établissement médical où l'application de
différents gaz et en particulier de l'oxigène plus ou
moins mélangé d'air atmosphérique , devait être faite
au traitement de certaines maladies. Ce projet qui fut
exécuté au moyen d'une souscription , comptait au nombre de ses promoteurs les plus ardents des hommes
dont les noms sont devenus célèbres dans la science ,
tels que Watt, Jenner , Humphrey Davy , Darwin , etc.
Des succés remarquables furent obtenus par cette nouvelle méthode thérapeutique qui tomba néanmoins
bientôt en désuétude , non qu'on lui ait opposé aucune
suite d'expériences contradictoires , ainsi que l'a fait
remarquer M. Arago , mais probablement parce que les
frais qu'entraînait l'entretien des appareils nécessaires
qui avaient été exécutés par Watt , ne trouvaient pas de
compensation suffisante dans les bénéfices de l'institu-
tion ; d'une autre part , *l'accommodation* à chaque cas
particulier des proportions d'oxigène mêlé à l'air atmosphérique devait offrir assez de difficultés et donner lieu
à des tâtonnements plus ou moins longs , très-propres à
décourager les malades. Ce dernier inconvénient n'existe
point dans l'emploi de l'air condensé , parce que la compression ne change pas le rapport des éléments atmos-
phériques que la nature a certainement combinés de la
manière la plus convenable à l'économie animale (1).

(1) Quoique moins difficile à administrer convenablement que

On peut supposer avec assez de vraisemblance que l'oxigène n'est pas le seul agent efficace de la médication par le bain d'air comprimé et que l'azote y prend aussi quelque part. En effet, si les expériences des physiologistes ont fait voir que ce gaz est tantôt absorbé et tantôt exhalé pendant l'acte de la respiration, il ne s'ensuit pas, comme on l'a conclu, qu'il soit absolument inutile à la nutrition, car l'acide carbonique est aussi alternativement enlevé et restitué en tout ou en partie à l'atmosphère par les feuilles des végétaux, suivant certaines circonstances, et cependant personne ne conteste qu'il ne serve à sustenter les plantes.

La compression exercée sur le rézeau vasculaire des parties enflammées est une autre condition qui doit concourir aux bons effets de l'air condensé dans certaines affections *hypérémiques* (1); peut-être encore rend-elle plus active la respiration intestinale et cutanée qui est admise par quelques physiologistes comme succédanée de la respiration pulmonaire. Je n'ai point la préten-

la médication par les divers gaz oxidulés, le bain d'air comprimé exige cependant une certaine expérience de la part du médecin qui doit mesurer aveç soin sa durée et le degré de condensation à l'impressionabilité très-variable des malades.

(1) Les hémorragies, que beaucoup de personnes éprouvent dans les ascensions aérostatiques ou sur les hautes montagnes , ne permettent pas de douter que la pression atmosphérique ne coërce efficacement la force expansive des liquides animaux. Augmenter cette pression est donc une indication qui se présente naturellement dans certaines hémoptisies dans l'epistaxis Je suis parvenu en effet à prévenir des hémorragies pulmonaires qui se reproduisaient périodiquement, en soumettant les sujets malades à l'action du bain d'air comprimé un peu avant l'heure de l'accès.

tion de donner dès aujourd'hui la raison complète de tous les effets du bain d'air, ni de préjuger toutes ses applications futures ; le temps et l'expérience amèneront la solution de ces questions théoriques et pratiques ; je me bornerai pour le moment à résumer en ces termes les conclusions de ce mémoire :

1° Le bain pneumatique est le modificateur le plus prompt et le plus énergique de l'hématose, soit par l'action immédiate qu'il exerce sur la composition du sang, soit par l'expansion consécutive qu'il détermine dans les organes respiratoires. Il devient ainsi un auxiliaire du premier ordre dans le traitement des cachexies et des difformités qui sont le produit d'un arrêt ou d'une aberration de la nutrition.

2° L'inspiration de l'air condensé réveille l'innervation engourdie à la suite des maladies du cerveau ou de la moëlle épinière, elle rompt encore les spasmes des muscles et fait cesser leur contracture lorsqu'elle ne date pas d'une époque trop éloignée.

3° Le bain d'air comprimé, en ralentissant la circulation générale et en déprimant les congestions capillaires des muqueuses, est un moyen thérapeutique qui s'est montré très-efficace dans les affections chroniques du larynx, de la trachée-artère et de l'oreille moyenne.